Mi hermanito tiene enfermedad de Hirschsprung

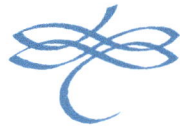

Eric e Isabelle Schnadig

Ilustraciones de
Isabelle Schnadig

Mi hermanito tiene enfermedad de Hirschsprung. Publicado en Octubre de 2021

Servicios de editorial y corrección de texto: Beth Raps, Karen Grennan

Diseños de tapa y gráfica interna: Howard Johnson

Ilustraciones internas y de tapa: © Isabelle Schnadig

Fotos: Foto familiar propiedad de la familia Schnadig

Traducido al Español por: Carla Scaramella

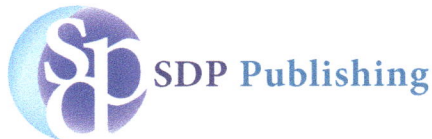

SDP Publishing

Publicado por SDP Publishing, un sello de SDP Publishing Solutions, LLC.

SDP Publishing
Permissions Department
PO Box 26, East Bridgewater, MA 02333
o envíe por e-mail su solicitud a info@SDPPublishing.com.

ISBN-13 (impreso): 978-1-7367204-5-5
ISBN-13 (libro electrónico): 978-1-7367204-6-2

© 2021, REACHirschsprungs, Inc.

Impreso en los Estados Unidos de América

A CLAIRE, PAUL, NATHALIE, Y SU HERMANITO
ADRIEN, CON AMOR ETERNO.

RECONOCIMIENTOS

—m—

Cuando nació nuestro hijo Adrien 14 años atrás, buscamos por cielo y tierra información acerca de la enfermedad de Hirschsprung. Y no había mucha disponible. Hoy tenemos la suerte de disponer de mejores recursos tanto en cantidad como en calidad. Sin embargo, no existe ningún libro para niños orientado a las necesidades de la comunidad de Hirschsprung. Hemos escrito este libro para llenar ese vacío.

Nos complace publicar este libro bajo el auspicio de REACHirschsprung's, Inc., el nombre oficial de la organización sin fines de lucro que fundamos hace 11 años—conocida como "REACH."

Estamos muy agradecidos al sinnúmero de personas que colaboran con la comunidad de Hirschsprung para atravesar los desafíos de esta enfermedad. ¡Gracias a ustedes: cirujanos, investigadores, otros profesionales de la salud y cuidadores! Ayudan a sanar al enfermo, descubren nuevos tratamientos y comparten las buenas prácticas para cubrir las necesidades de nuestra comunidad.

Gracias a todos los padres, madres y familias que cuidan de niños con enfermedad de Hirschsprung. Hacer frente a esta enfermedad no es tarea fácil. Contar con una comunidad que comparte los desafíos diarios, logros, tristezas y alegrías es verdaderamente impactante.

¡Muchas gracias también al Consejo de REACH! Somos afortunados de habernos conocido y poder trabajar con un grupo de padres y profesionales tan inteligente, dedicado y cordial.

Finalmente, agradecemos a nuestras maravillosas familias y amigos. Ustedes hacen que nuestra misión sea posible y le dan sentido y propósito. Los amamos.

SOBRE LA ENFERMEDAD DE HIRSCHSPRUNG (EH)

La EH afecta a alrededor de 1 en 5.000 nacimientos, significando anualmente más de 850 nuevos casos en los Estados Unidos de América y 26.000 a nivel mundial. La causa de la EH es la ausencia de células ganglionares en el colon que resulta en la incapacidad de defecar normalmente. La enfermedad de Hirschsprung toma su nombre de Harald Hirschsprung, un pediatra danés del siglo XIX que describió esta condición observada en pacientes.

Cuando esta enfermedad no se diagnostica ni se trata, causa distensión abdominal, constipación y enterocolitis, pudiendo ser potencialmente mortal. La severidad de la EH está habitualmente relacionada con la longitud del colon comprometida. Desde pacientes con EH de segmento corto hasta formas más severas de la enfermedad, donde los pacientes tienen todo el colon afectado, es decir, todo el colon carece de células nerviosas.

Para ayudar a los lectores a comprender la terminología médica asociada a la EH, en la página 25 de este libro encontrarán un breve Glosario. Las palabras del libro escritas en itálica están incluidas en este Glosario.

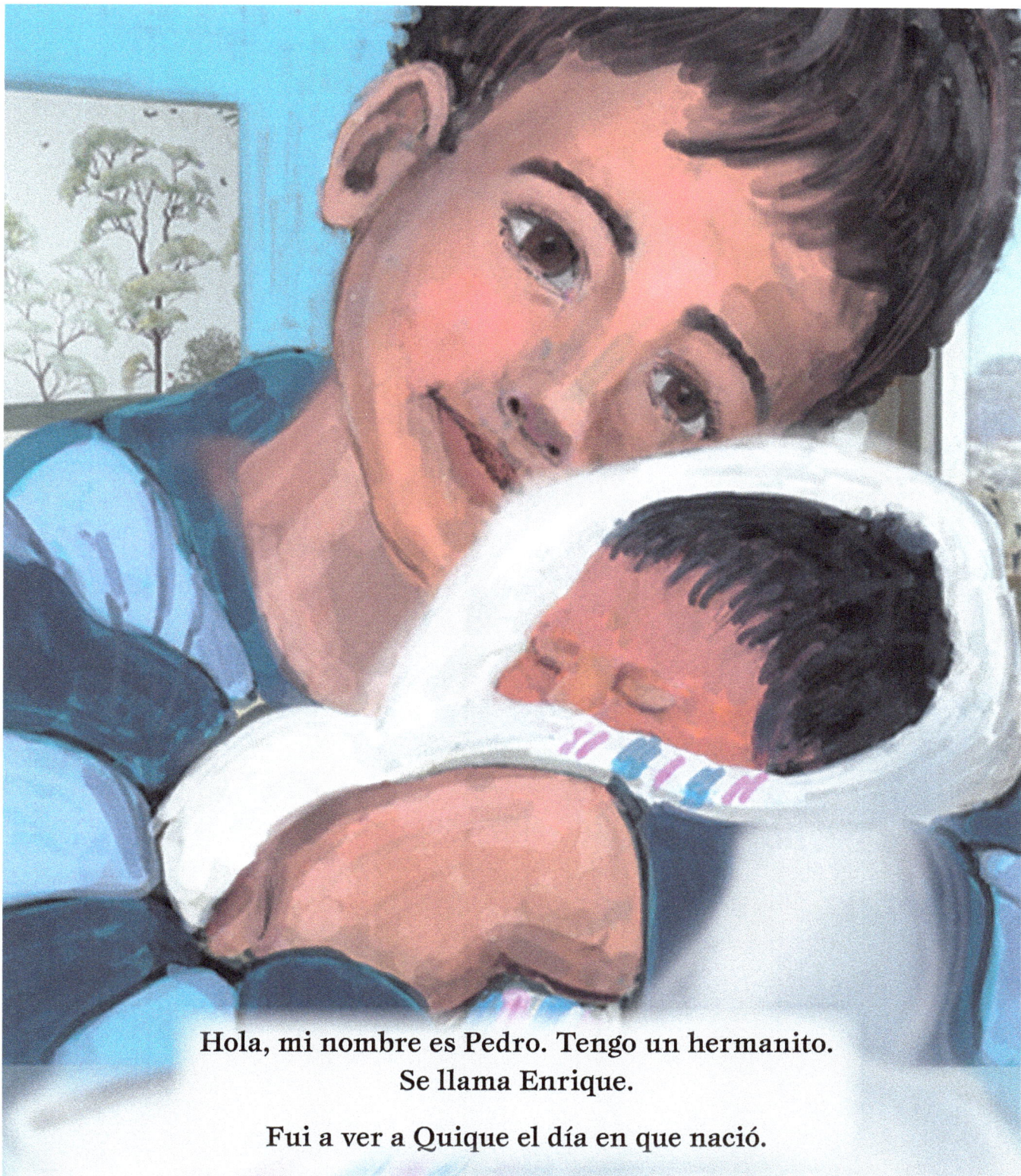

Hola, mi nombre es Pedro. Tengo un hermanito.
Se llama Enrique.

Fui a ver a Quique el día en que nació.

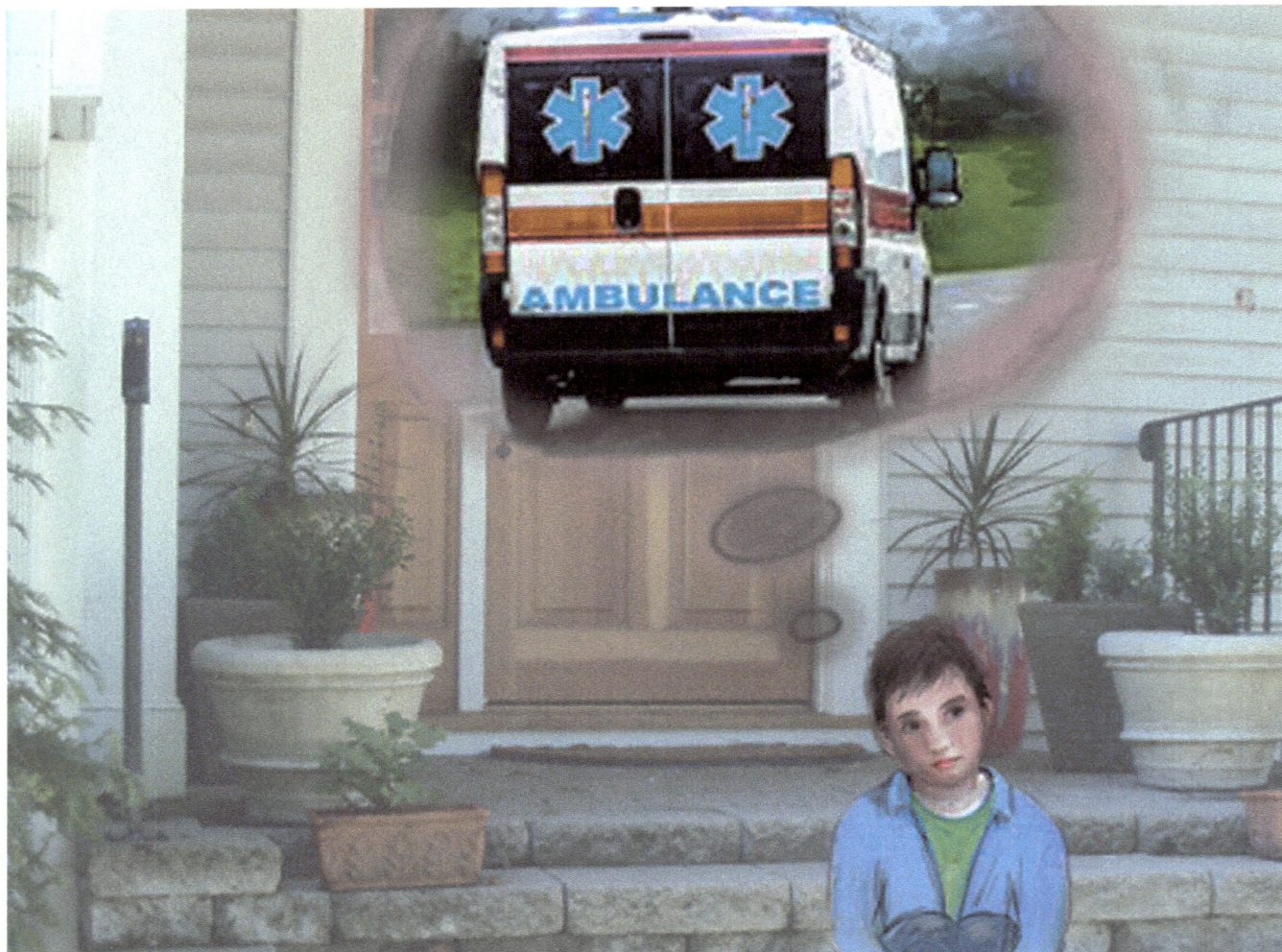

Luego de dos días en el hospital, Quique se enfermó mucho y empezó a vomitar. Su barriga se hizo muy grande. El doctor dijo que no podía hacer su primera popó. El doctor lo llamaba el *meconio* (me-CO-nio).

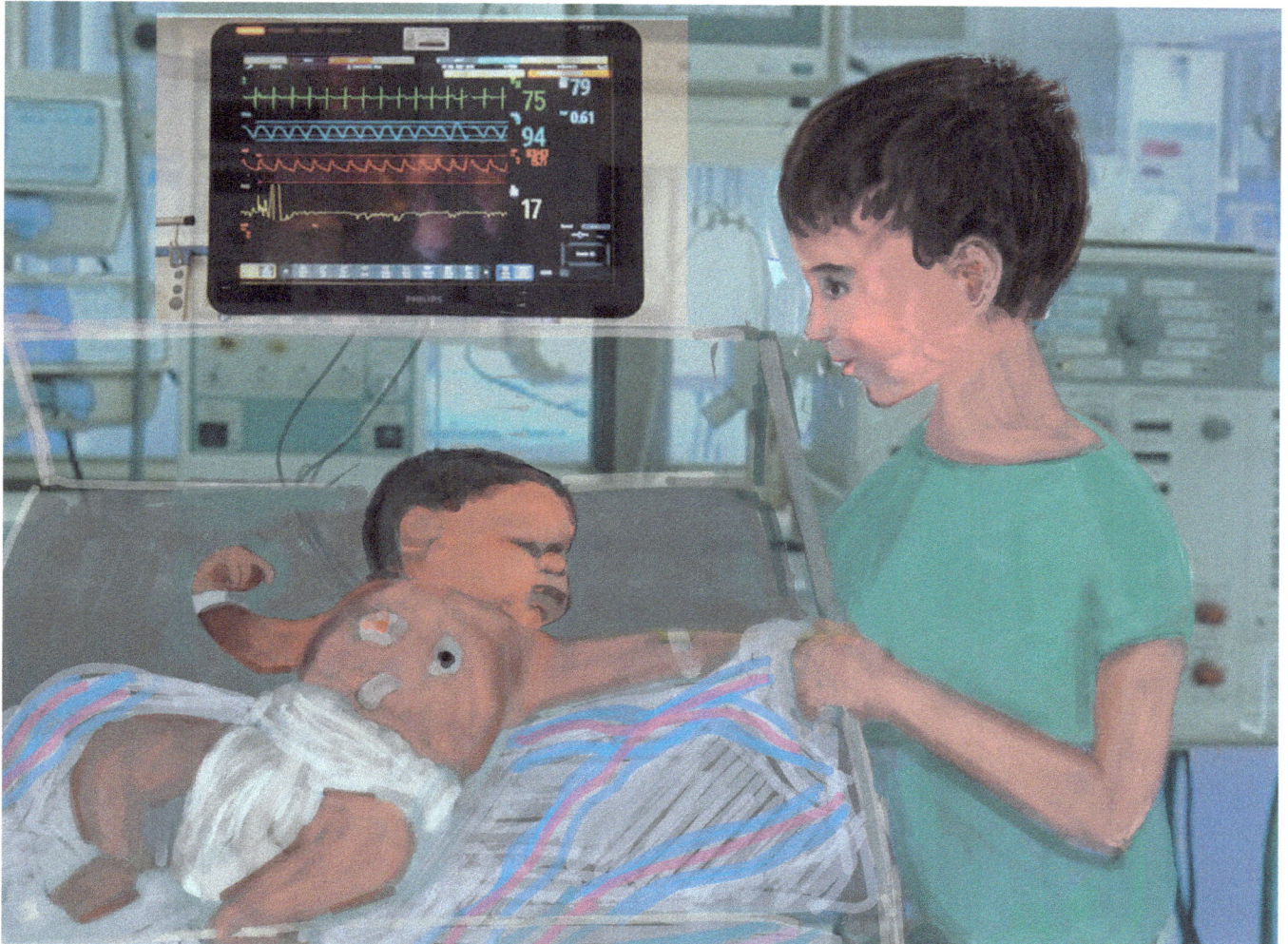

Fui a visitar a Enrique a un hospital más grande. Estaba en un lugar especial llamado "la UCIN." Aprendí que UCIN quiere decir "Unidad de Cuidados Intensivos Neonatales." Es un lugar especial para bebés que están enfermos. En ese lugar los doctores y enfermeras les dan mucha atención.

Cada vez que iba a visitar a Quique me debía lavar las manos. Cuando lo vi, tenía cables por todos lados y había máquinas a todo su alrededor.

Los nuevos doctores de Quique le hicieron algunas pruebas especiales para descubrir por qué no podía hacer popó. Le hicieron una placa de rayos-x de su barriga; y después le hicieron una *biopsia* (bi-ó-psia) de su *recto*. Al día siguiente, su doctor nos dijo que tenía la Enfermedad de Hirschsprung. Le dicen comúnmente "Hirschsprung."

El doctor nos explicó que el colon de Quique no estaba funcionando bien. Su colon no podía apretarse y luego relajarse como hace el mío, entonces la popó no podía salir.

Quique no tenía células nerviosas en su colon. Su doctor nos dijo que esas células nerviosas se llaman células *ganglionares* (Gan-glio-na-res).

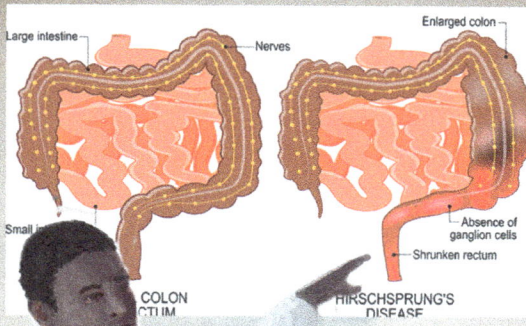

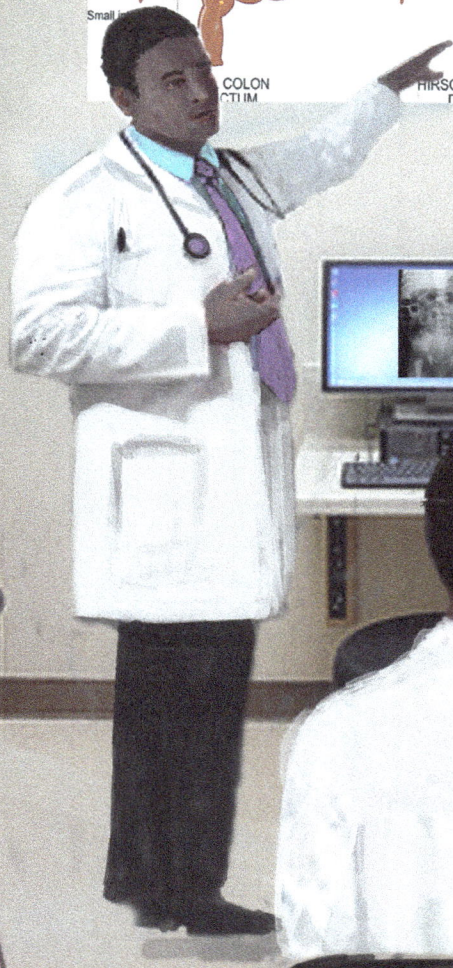

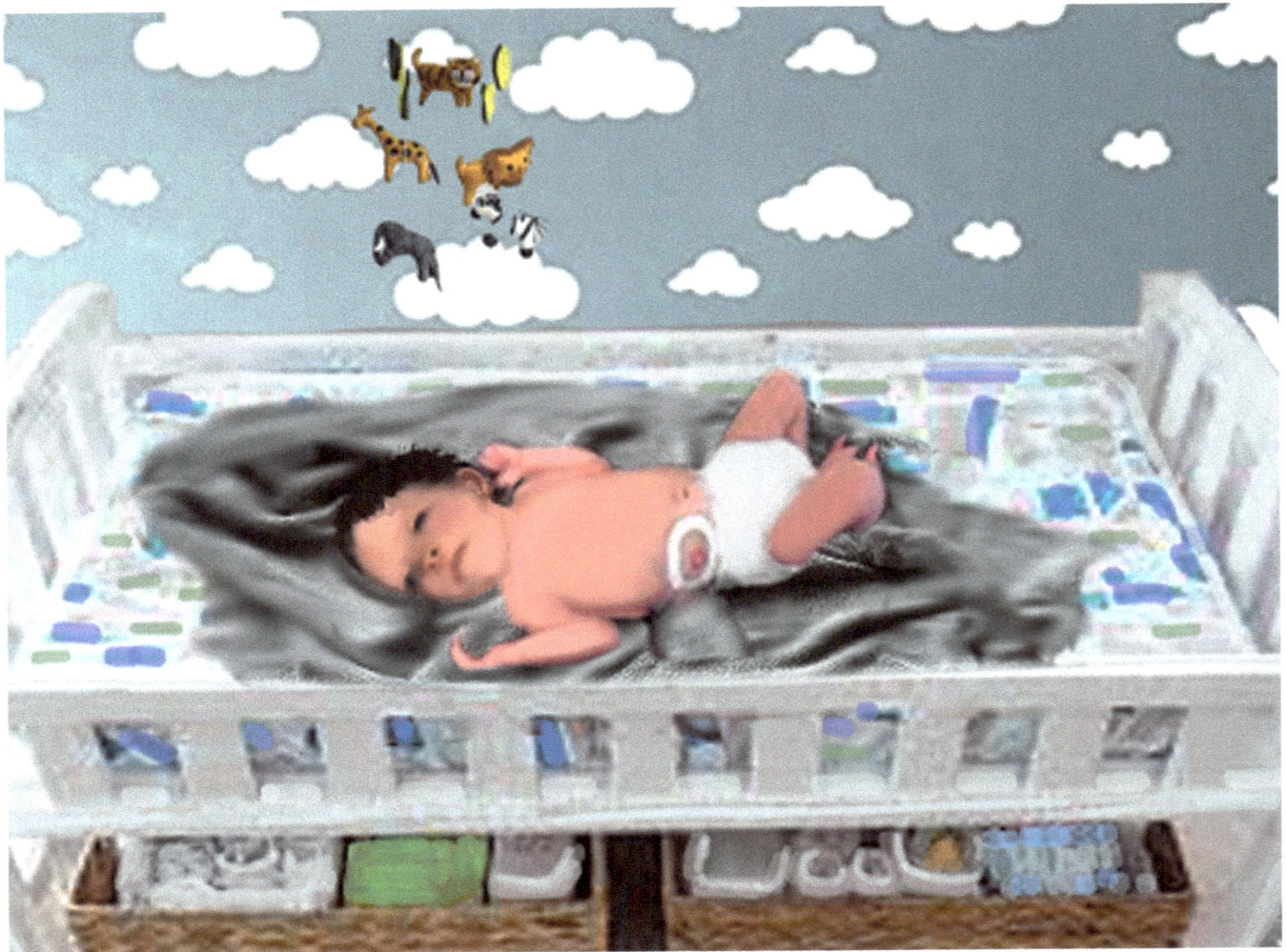

Quique necesitaba una operación que lo ayudara. El doctor explicó que una vez que se hiciera esta operación, mi hermanito tendría un vendaje grande en su estómago. Y, además, tendría una bolsita pegada a él. Lo llamaron una bolsa de *ileostomía* (i-leos-to-mí-a). ¡Quique necesitaba todo esto porque no tenía células nerviosas en todo su colon!

Mi mamá y mi papá me enseñaron cómo se cambiaba esa bolsita. Recuerdo cuando la vi por primera vez—fue un tanto extraño ¡Pero a su vez genial!

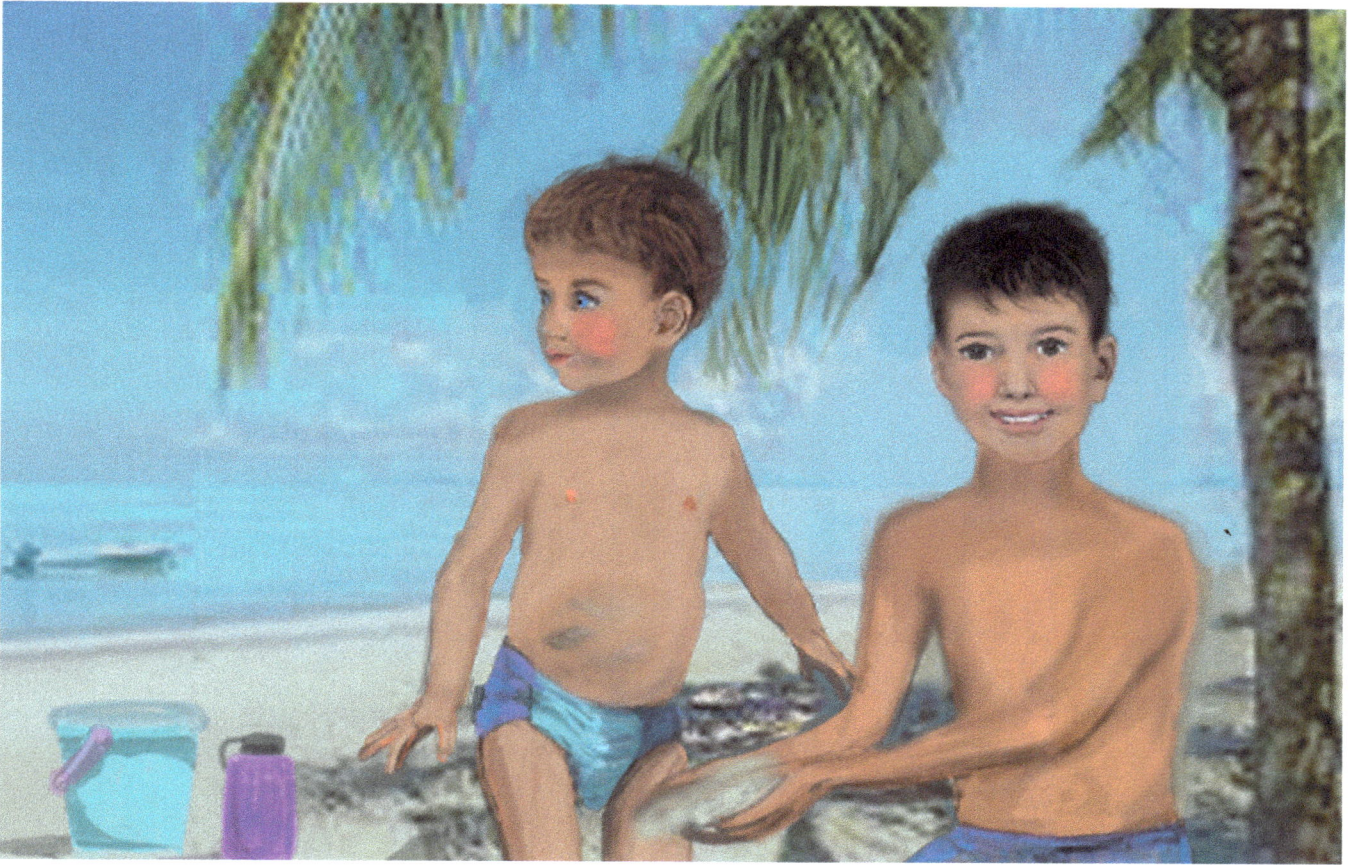

Fue maravilloso volver a estar en casa con mami, papi y mi nuevo hermanito. ¡Era muy divertido jugar con él! Pero durante un tiempo, debí tener cuidado con la bolsita; porque si se despegaba por accidente, se salía toda la popó y ¡olía mal!

Cuando Quique tenía 20 meses, volvimos al hospital para otra operación. Esta vez, los doctores unieron el intestino sano de Quique a su recto, para que pudiera hacer popó como todos nosotros.

Los doctores estaban esperando a que Quique fuera más grande y fuerte para hacer esta operación, y finalmente estaba listo. La operación se llamaba "cirugía de descenso." Salió muy bien, y ahora mi hermanito tiene una cicatriz grande en su barriga.

Ahora Quique pasa un montón de tiempo en su pequeña bacinilla aprendiendo cómo hacer popó. Mamá y papá hacen una gran fiesta cada vez que va. ¡Hasta hemos empezado a hacer el baile familiar de la popó!

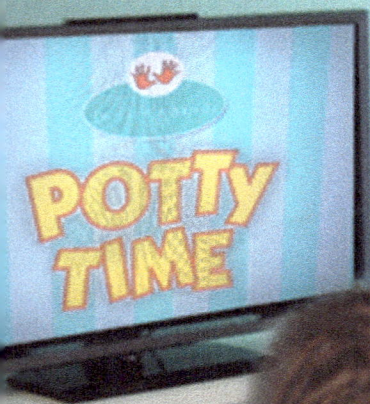

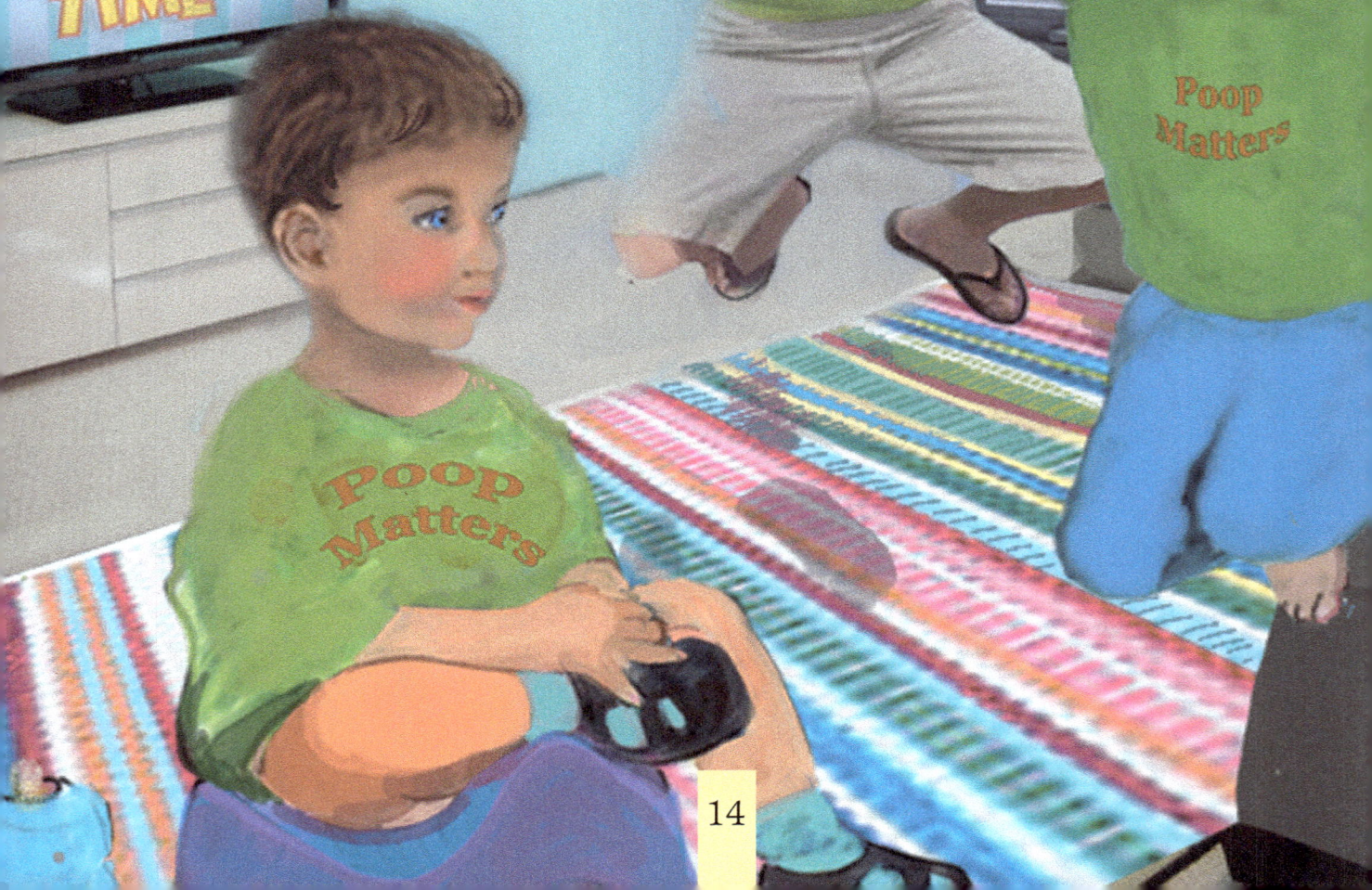

POTTY TIME

Poop Matters

Poop Matters

Poop Matters

14

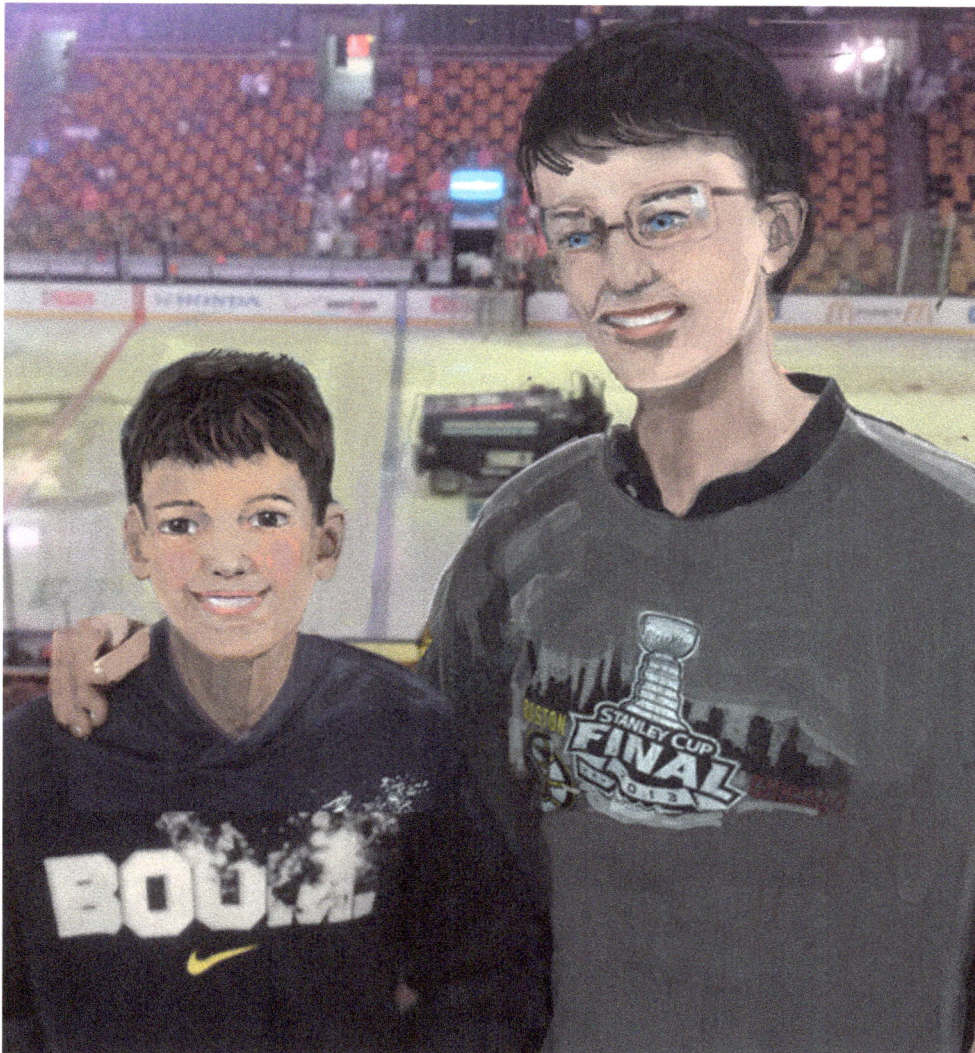

A veces siento que mis papás piensan todo el tiempo en Quique. *¿Fue al baño Quique? ¿Estará enfermo Quique? ¿Estará comiendo lo suficiente Quique? ¿Estará durmiendo lo suficiente Quique?*

A veces hasta me enojo. Cuando les digo a mis papás que esto me molesta, ellos están de acuerdo en que es difícil, pero me siento mejor después de tener un fuerte abrazo familiar. También me gusta cuando puedo pasar tiempo solo con mis papás.

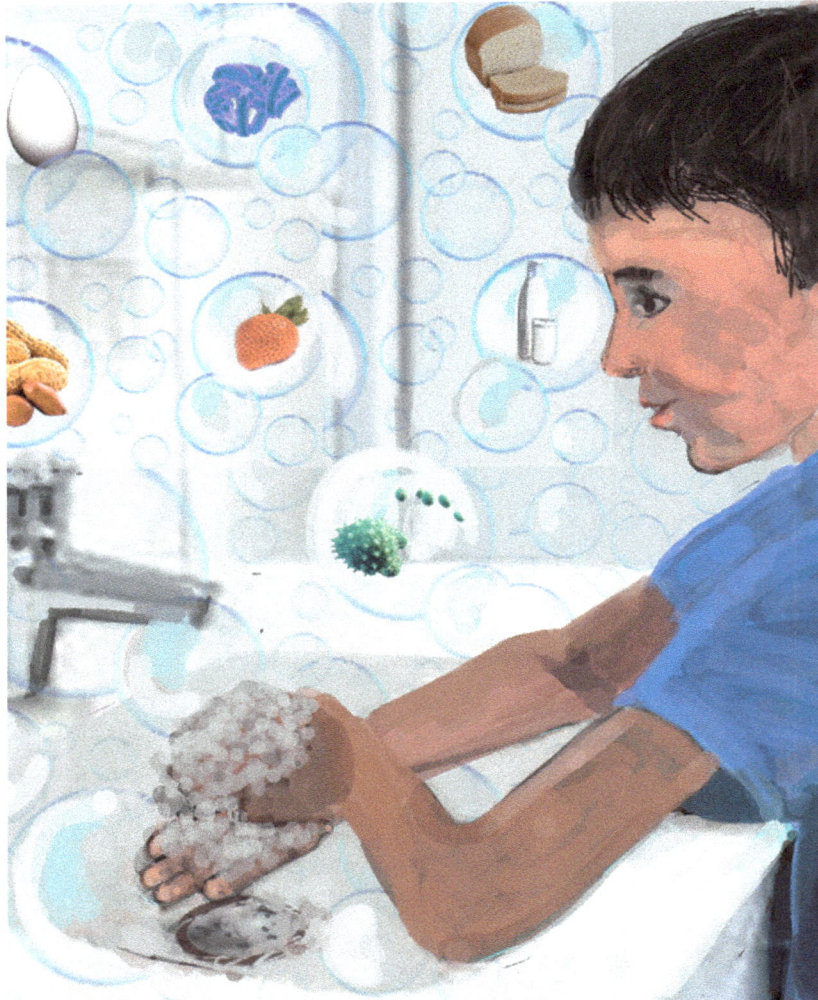

Quique está mucho mejor, pero se enferma cuando come algunos alimentos. Los doctores dicen que tiene *alergias* alimentarias, entonces debemos prestar atención a lo que comemos alrededor de él. Además, Quique tiene que beber mucho todos los días. Si no lo hace, se puede deshidratar. Esto es porque le falta su colon.

Les cuento otra cosa acerca de Quique. Cuando se enferma, le lleva más tiempo ponerse bien, especialmente cuando se agarra un virus del estómago. Mis papás dicen que el mejor remedio es lavarse las manos muy seguido.

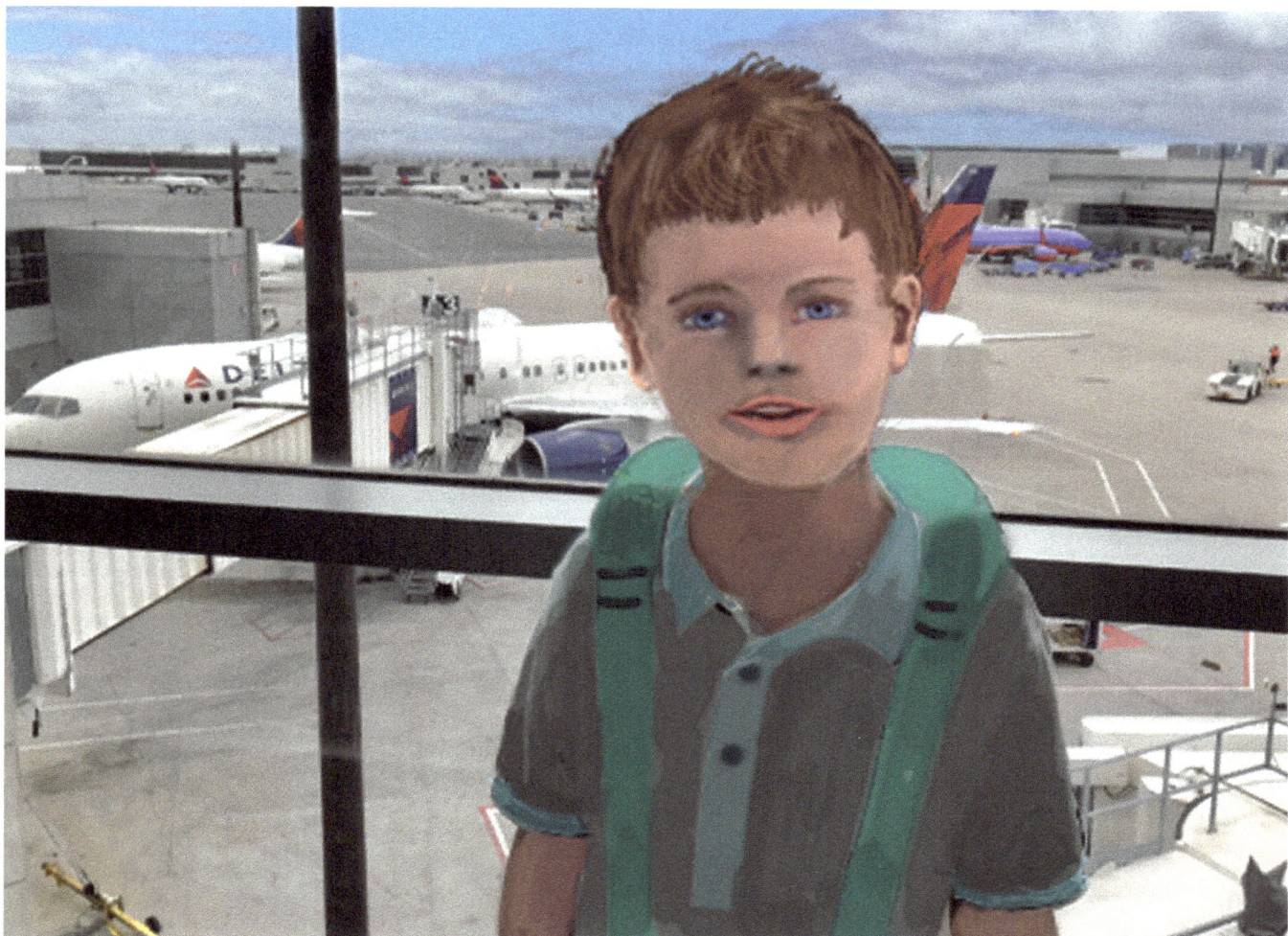

Hay un montón de cosas divertidas que acostumbramos a hacer con Quique. Me gusta que durante el verano vamos a nuevos lugares juntos. A veces vamos a tomarnos un avión para visitar a nuestra familia. Eso es genial porque todos amamos los aeropuertos y los aviones.

Nos dimos cuenta de que a Quique no le sientan bien los lugares calurosos y secos, como el desierto. Los mejores lugares para Quique son aquellos tibios y húmedos cerca del agua. A donde sea que vamos, mis papás siempre recuerdan empacar provisiones médicas de más para Quique.

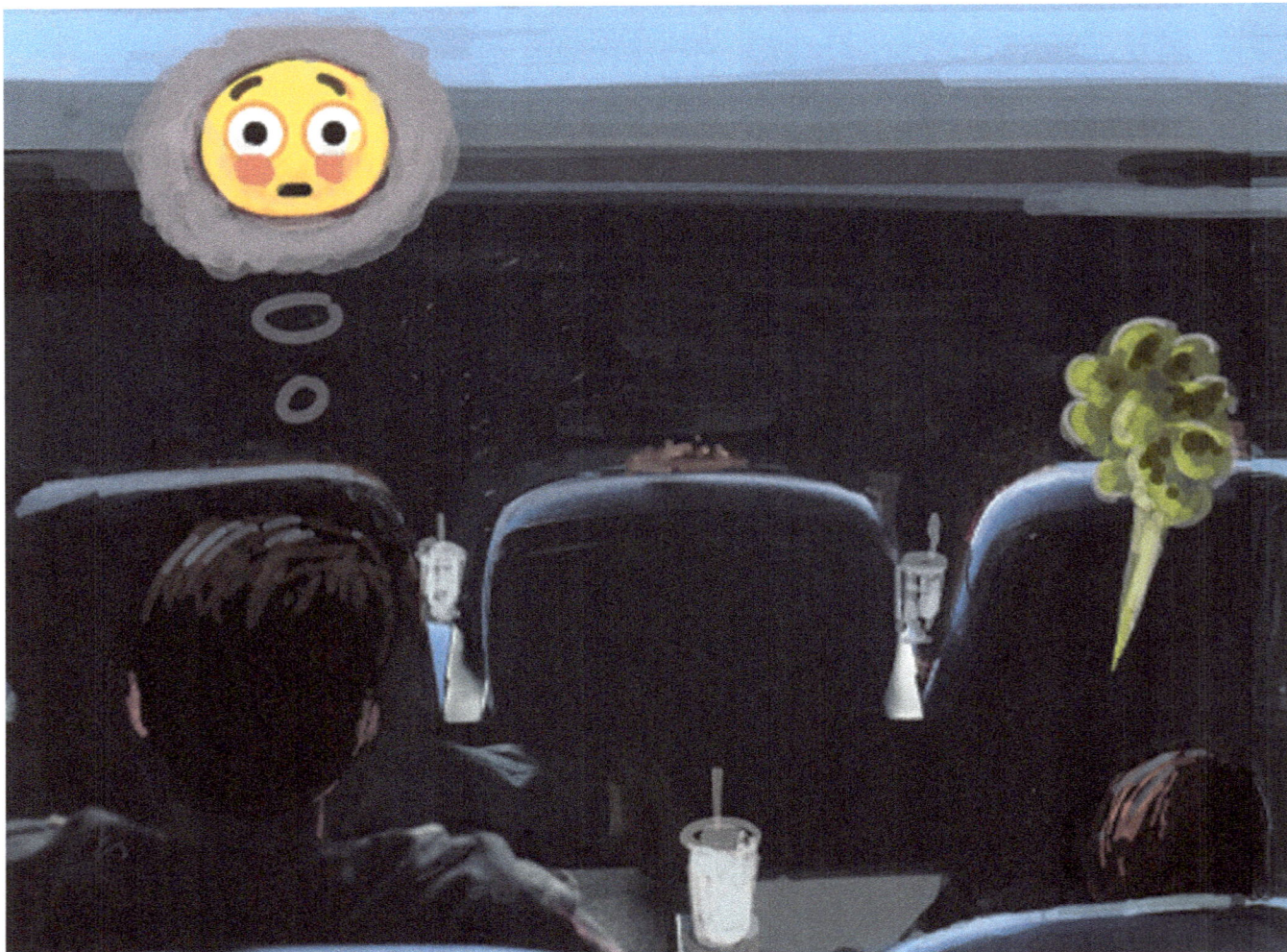

Hoy en día, casi siempre, mis papás pueden cuidar de Quique sin doctores ni hospitales. Cuando tiene problema para hacer popó o pasar gases, primero probamos con un *masaje* de barriga. Eso lo ayuda a que salgan los gases.

Nos gusta llamarlo "gas malo" y nos reímos todos juntos. A veces el "gas malo" ocurre fuera de nuestra casa; por ejemplo, en el teatro. Cuando pasa eso, es un poco vergonzoso.

Cuando Quique no puede hacer que salgan los gases o la popó, mis papás le hacen una *irrigación*. Eso lo ayuda a eliminar la popó cuando él no logra sacarla por sí solo. Quique siempre se siente mucho mejor luego de una irrigación.

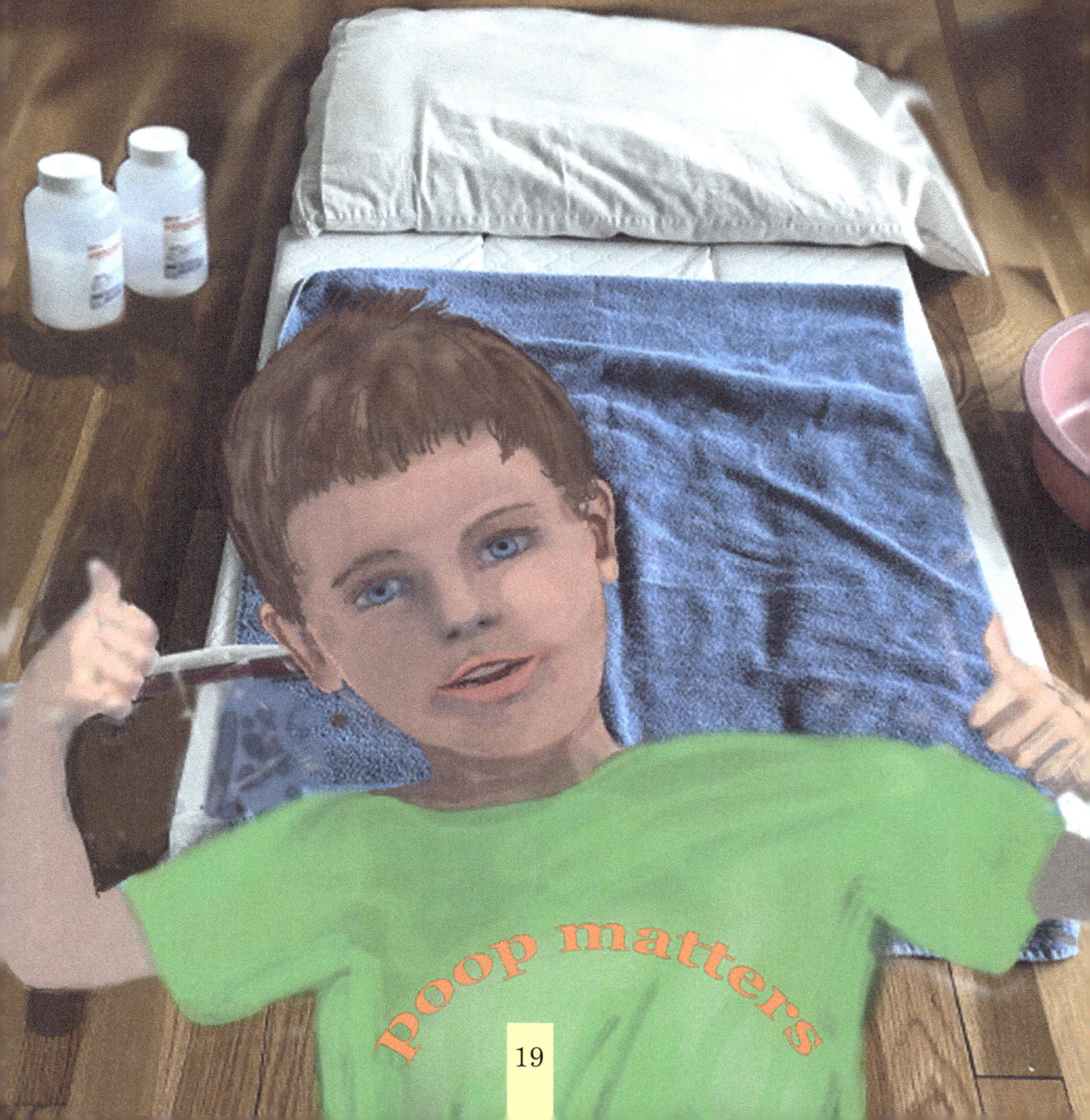

poop matters

19

Hoy Quique tiene 9 años y está muchísimo mejor. A veces ¡Hasta nos olvidamos de que tiene la enfermedad de Hirschsprung! Quique es un muy buen nadador. Cuando practicamos snorkel juntos la pasamos estupendamente.

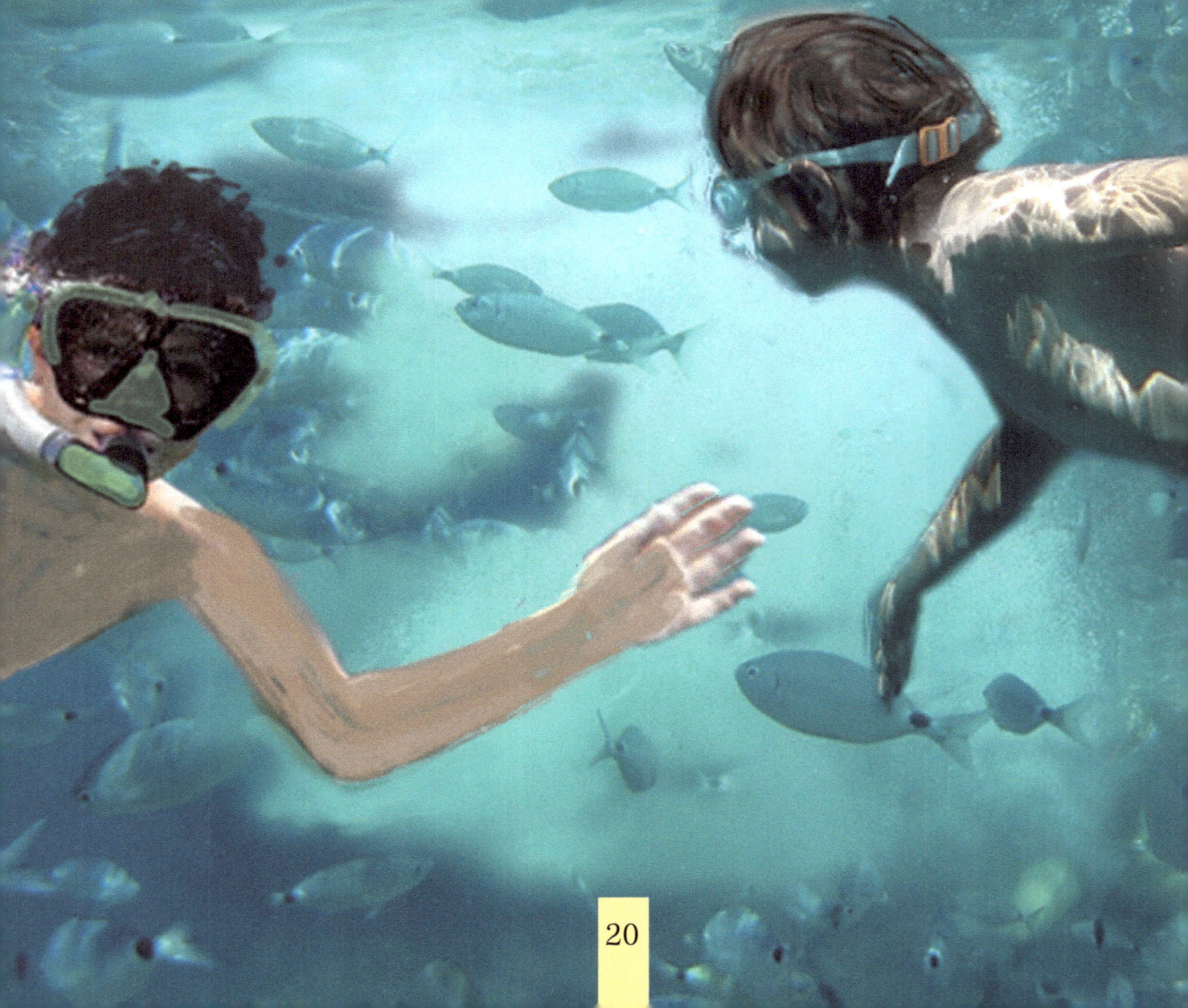

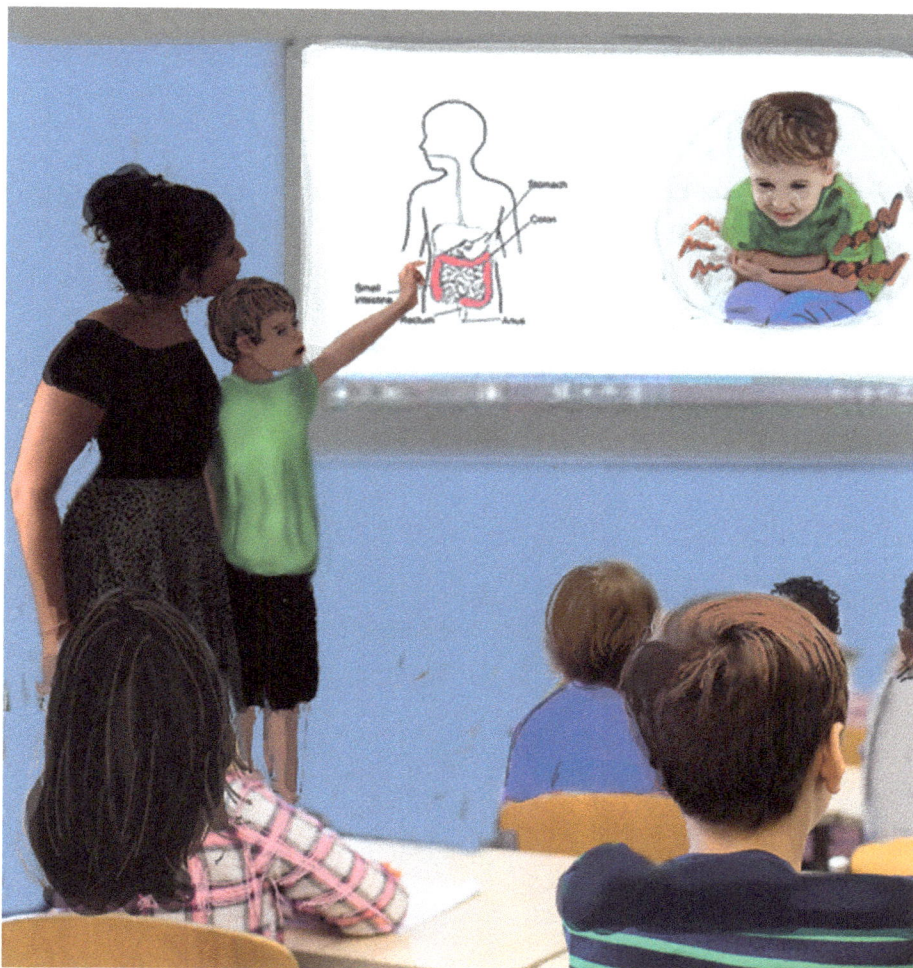

Pero otras veces es difícil olvidarse que tiene Hirschsprung, cuando—por ejemplo—tiene que usar pañales entrenadores para ir a la escuela. Sus maestras saben que tiene una condición especial, pero a veces los niños pueden ser malos, como cuando se burlan de Quique.

Cuando eso pasa, Quique se siente triste y dolido. Hablamos juntos de ello. A Quique le gusta mi idea de hacer una presentación sobre la enfermedad de Hirschsprung en su curso. Y luego de que mis papás hablaron con la maestra de Quique, todos estuvimos de acuerdo en ayudar a Quique a prepararse para la presentación.

Cuando sea grande, me gustaría ser científico para encontrar la cura para la enfermedad de Hirschsprung.

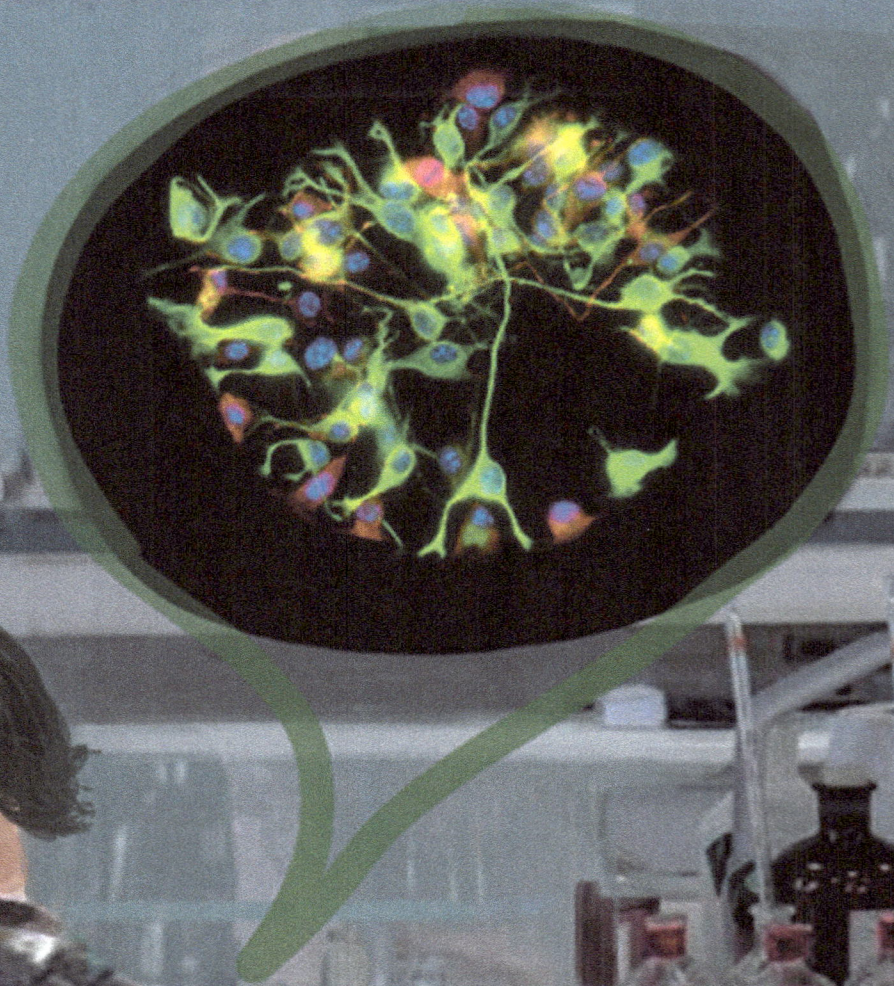

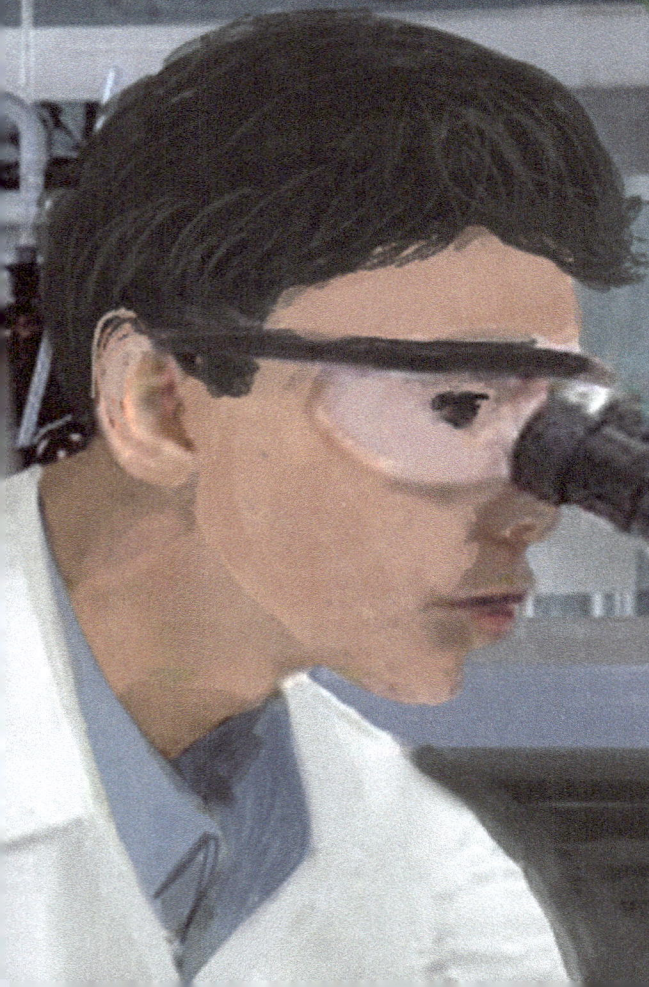

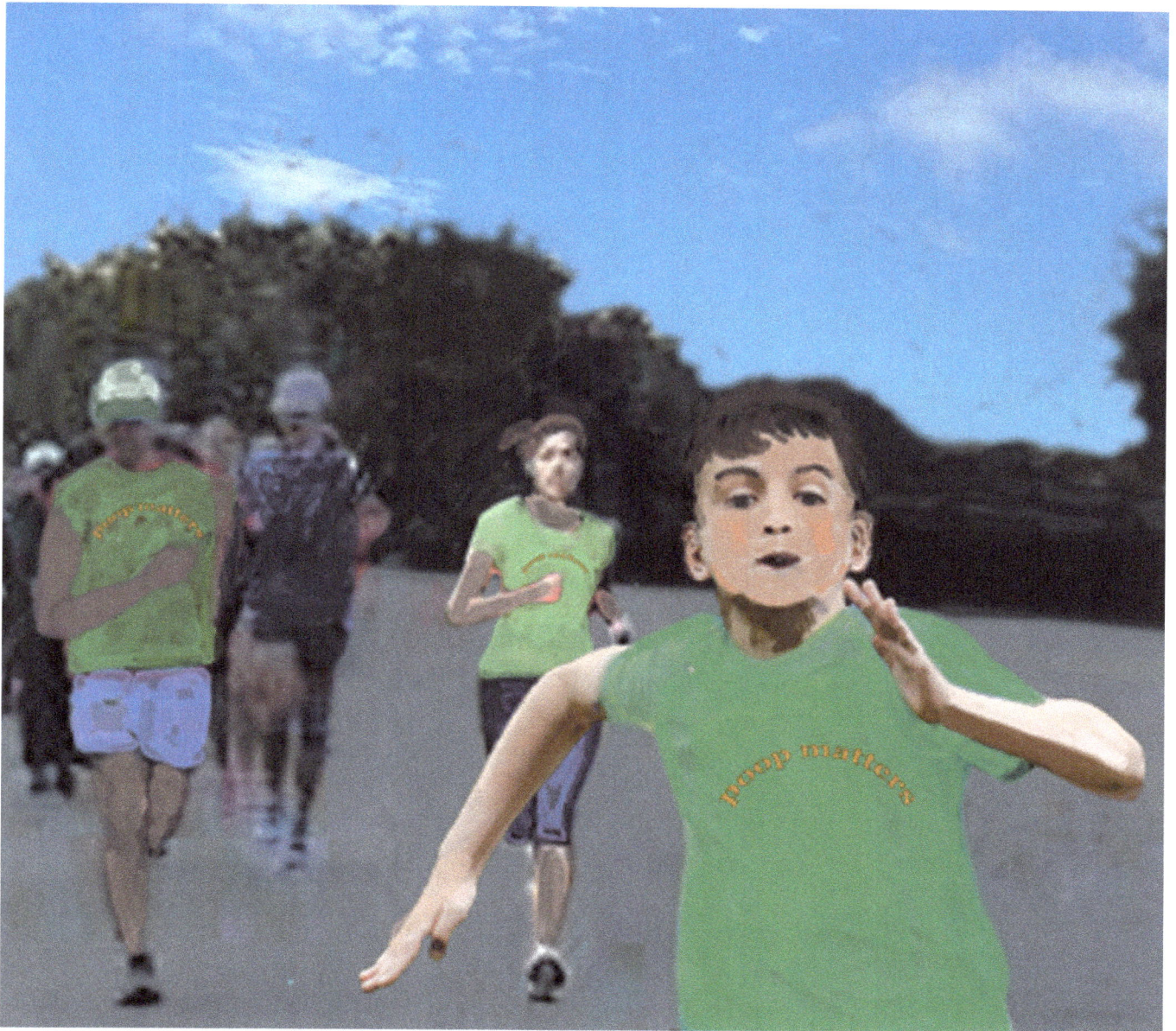

Mientras tanto, mis papás dicen que todos podemos ayudar de diferentes formas. Yo voy a recaudar dinero y crear conciencia sobre la enfermedad de Hirschsprung corriendo una carrera en mi ciudad.

GLOSARIO

—m—

ALERGIA: Una respuesta dañina producida por el cuerpo ante una sustancia externa, comúnmente polen, pelo de animales, alimentos o polvo, a los cuales el cuerpo es hipersensible. Una gran cantidad de personas que padecen la enfermedad de Hirschsprung tienen alergias alimentarias. No está bien comprendida la interrelación entre las alergias alimentarias y la enfermedad.

BIOPSIA: Una prueba realizada sobre tejido extraído de un cuerpo vivo, para descubrir la presencia, causa o magnitud de una enfermedad.

COLON: La parte principal del intestino grueso que absorbe agua y electrolitos de la comida que no ha sido digerida. (Las partes del colon se llaman ascendente, transverso, descendente, y colon sigmoides).

ENTEROCOLITIS: Inflamación del tracto digestivo de una persona, que afecta el intestino delgado y el colon. A pesar de que cualquier persona puede experimentar enterocolitis, ésta es particularmente un riesgo para las personas con enfermedad de Hirschsprung. Produce fiebre, inflamación abdominal y náuseas, y cuando no se detecta y/o trata puede poner en peligro la vida.

CÉLULAS GANGLIONARES: También conocidas como células nerviosas. En el intestino, éstas regulan la contracción y relajación y permiten el movimiento intestinal normal (defecación).

ENFERMEDAD DE HIRSCHSPRUNG: Una enfermedad del intestino grueso en la que las células ganglionares están ausentes, evitando el funcionamiento normal del intestino y, en consecuencia, la imposibilidad de defecar normalmente.

ILEOSTOMÍA: Una operación en la que una porción del intestino delgado (llamada íleon) se exterioriza a la pared abdominal.

IRRIGACIÓN: Lavado del intestino con agua o con medicación. Para los pacientes con enfermedad de Hirschsprung, el proceso requiere usar un catéter (sonda) y solución salina para remover el exceso de gas y heces del intestino.

MASAJE: Frotado y amasado de los músculos y articulaciones utilizando las manos, con el fin de aliviar tensiones o dolor. El masaje de barriga en los pacientes con enfermedad de Hirschsprung alivia el dolor producido por gases.

MECONIO: La sustancia verde oscura que forma la primera materia fecal en los niños recién nacidos.

RECTO: La porción final del intestino grueso, que termina en el ano.

Más acerca de REACH

REACH significa Investigación, Educación y Concientización, para niños con Enfermedad de Hirschsprung (**R**esearch, **E**ducation, and **A**wareness, for **C**hildren with **H**irschsprung, por sus siglas en inglés). Es una organización sin fines de lucro fundada en el 2011 por madres, padres y médicos comprometidos a mejorar las vidas de niños y familias con enfermedad de Hirschsprung. Si estás interesado/a en conocer más o en ayudar, por favor contáctanos a: reachirschsprungs@gmail.com y síguenos en Facebook en www.facebook.com/reachhd/ y en Instagram en www.instagram.com/ reach_hd/.

Nuestro sitio web es: *www.reachhd.org.*

INFORMACIÓN SOBRE LOS AUTORES

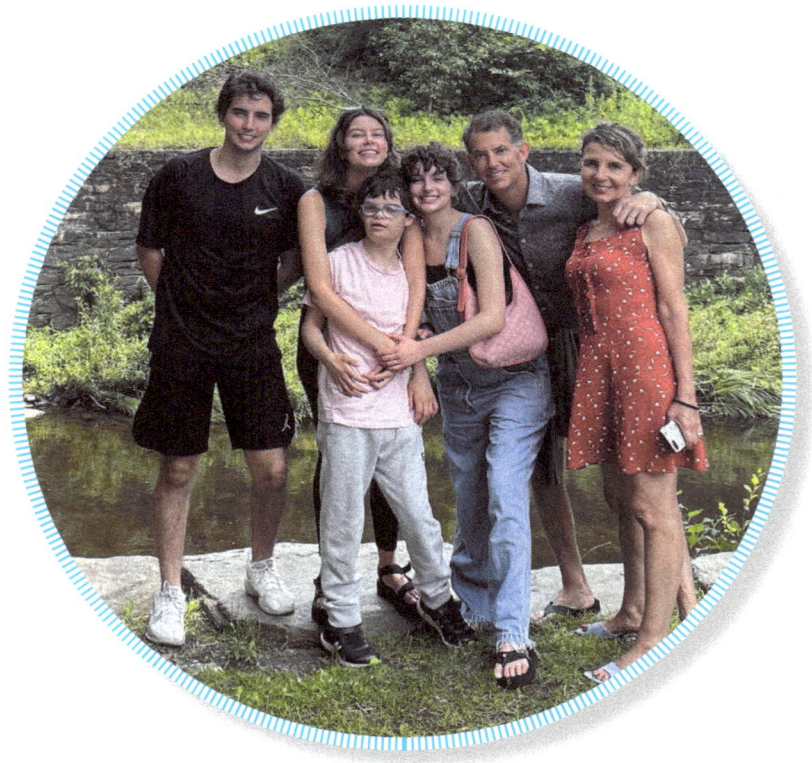

Eric e **Isabelle Schnadig** son un equipo de marido y mujer escritores e ilustradores de libros. Además, son los orgullosos padres de cuatro maravillosos niños: Claire, Paule, Nathalie y Adrien; y son los co-fundadores de **REACH**, una organización sin fines de lucro dedicada a la investigación, educación y concientización para pacientes y familias con enfermedad de Hirschsprung.

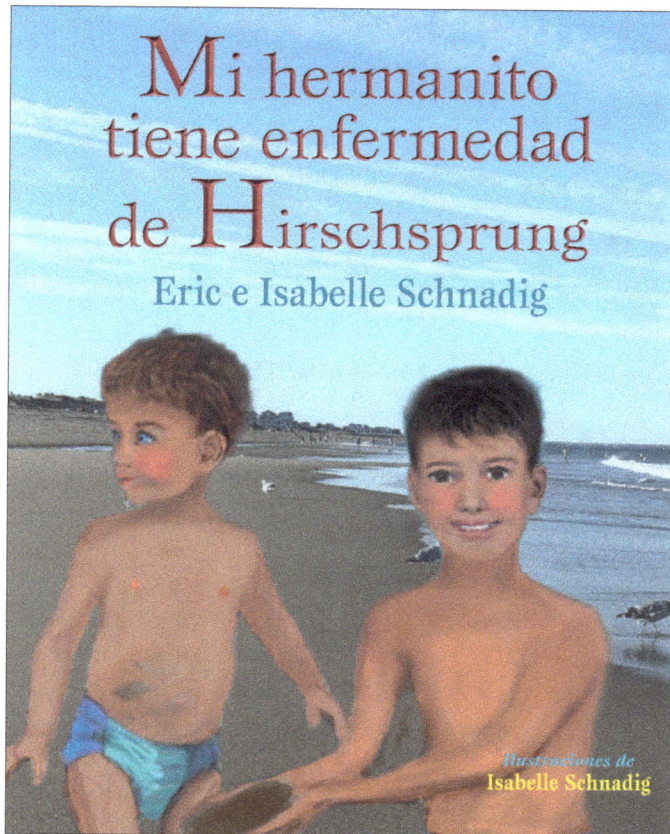

Mi hermanito tiene enfermedad de Hirschsprung

Eric e Isabelle Schnadig

www.reachhd.org

Publicado por: SDP Publishing

También disponible en formato ebook

Disponible en todas las grandes librerías.

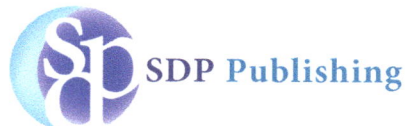

www.SDPPublishing.com

Contáctenos a: info@SDPPublishing.com

www.ingramcontent.com/pod-product-compliance
Lightning Source LLC
Chambersburg PA
CBHW041430270326
41934CB00020B/3492